Das verfremdete Wort zum Thema: Sommer

MEERE

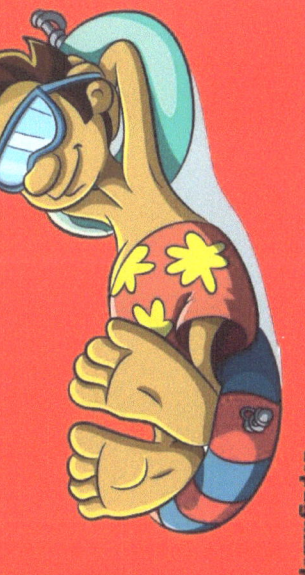

Buchstabensalat für Senioren

Ihre Aufgabe besteht nun darin, dass Ihre Bewohner versuchen sollen, das ursprüngliche Wort wiederzufinden

Das Ursprungswort

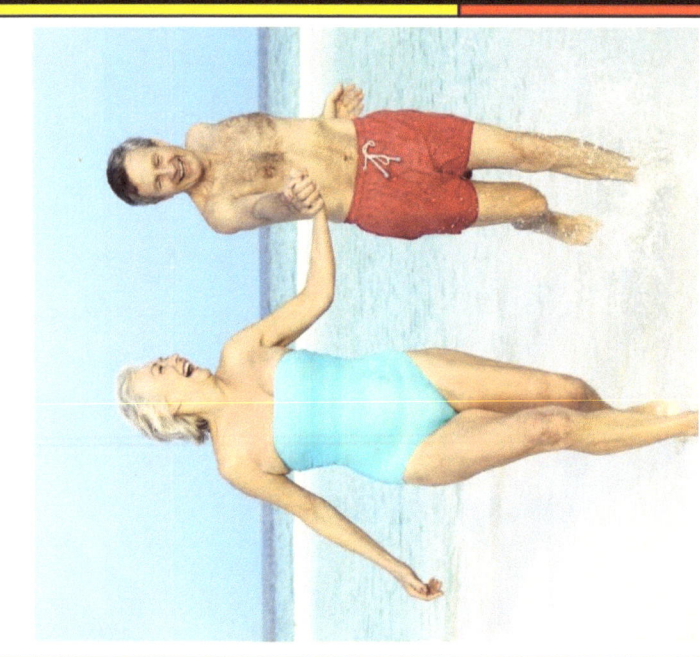

MEER

Buchstabensalat für Senioren

Ein Buchstabenspiel für geistig fitte Senioren zum Thema Sommer

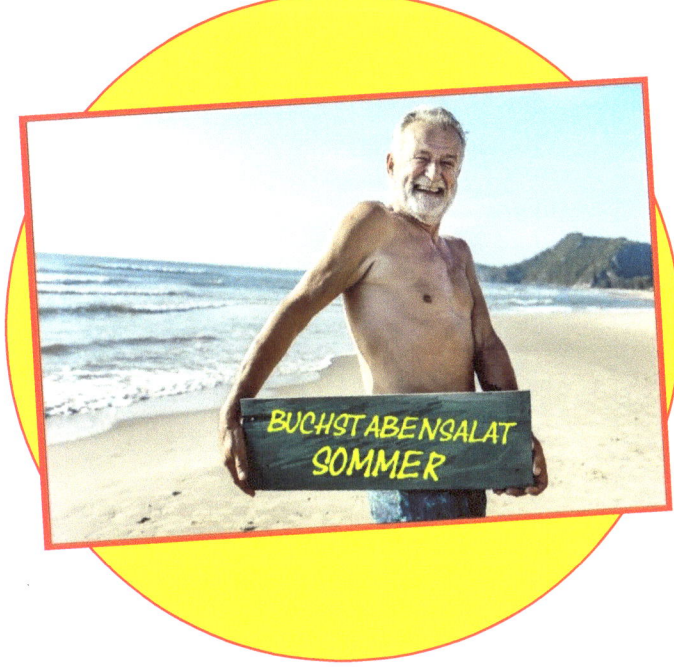

Ein Rätselspaß für Senioren, der zum aktiven Mit- und Nachdenken anregt

Copyright © 2019 by Denis Geier
Imprint: Independently published
ISBN: 9781073488445

Sie finden uns im Internet unter

www.AktivierungsCoach.de

Buchstabensalat

In diesem einfachen Rate- und Beschäftigungsspielheft für Senioren finden Sie einfache Begriffe rund um das Thema Sommer. Diese Begriffe wurden durch einfaches Buchstabendrehen von maximal zwei Buchstaben verändert, sodass das Ursprungswort nicht mehr so leicht zu erkennen ist. Ihre Aufgabe besteht nun darin, dass Ihre Bewohner versuchen sollen, das ursprüngliche Wort wiederzufinden bzw. zu erraten. Dazu falten Sie bitte das Heft so, dass nur das verfremdete Wort für Ihre Senioren gut erkennbar ist. Halten Sie nun die Heftseite mit diesem veränderten Wort in die Höhe und versuchen Sie, das verfremdete Wort vorzulesen. Als Nächstes beginnen Sie dann mit dem Erraten des Ursprungswortes. Fällt Ihren Bewohnern das schwer, unterstützen Sie diese bitte mit kleinen Hinweisen oder Hilfen. Ist das gesuchte Wort endlich gefunden, blättern Sie bitte einfach um und zeigen Ihren Teilnehmern nun die Lösung, also das Lösungsbild mit Lösungswort. Dann geht es mit dem nächsten Wort weiter. Der Aufgabenablauf ist bei jedem Wort gleich.

<u>Wichtig:</u> Erklären Sie diese Aufgabe vor Spielbeginn bitte unbedingt Ihren Bewohnern, und 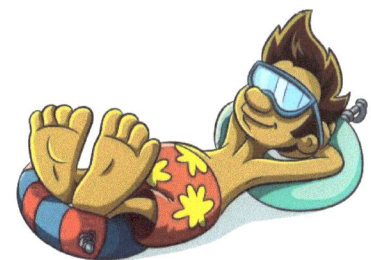 zwar so, dass jeder Teilnehmer die Aufgabe auch wirklich verstanden hat. Vor der Nutzung überlegen Sie bitte ebenfalls, ob diese Aufgabenstellung noch von Ihren Teilnehmern bewältigt werden kann. Falls daran Zweifel bestehen, benutzen Sie dieses Heft bitte nicht.

Quellenangabe:

Autor: Denis Geier, Buchcover Foto: porojnicu © envato.com, Foto Seite 1: Rawpixel © envato.com, Illustration Seite 1 bis 40: h4nk © Can Stock Photo, Foto Seite 4: monkeybusiness © envato.com, Foto Seite 6: mvaligursky © envato.com, Foto Seite 8: duskbabe © envato.com, Foto Seite 10: Wavebreakmedia © envato.com, Foto Seite 12: Grigory_bruev © envato.com, Foto Seite 14: Vikif © envato.com, Foto Seite 16: alessandrozocc © envato.com, Foto Seite 18: Magone © envato.com, Foto Seite 20: byrdyak © envato.com, Foto Seite 22: Karandaev © envato.com, Foto Seite 24: lightzone © envato.com, Foto Seite 26: BarbaraNeveu © envato.com, Foto Seite 28: pawopa3336 © envato.com, Foto Seite 30: halfpoint © envato.com, Foto Seite 32: yarruta © envato.com, Foto Seite 34: detailblick© envato.com, Foto Seite 36: perutskyy © envato.com, Foto Seite 38: pbombaert © envato.com, Foto Seite 40: luckybusiness © envato.com.

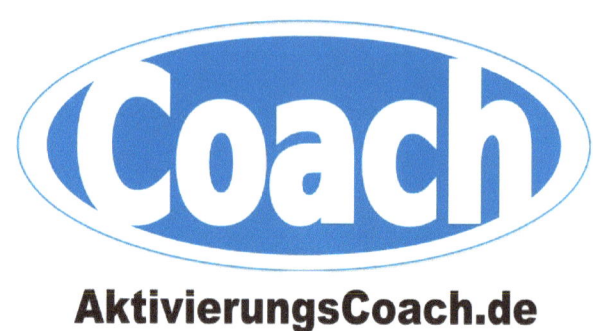
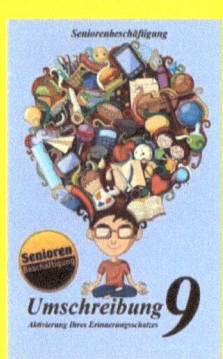 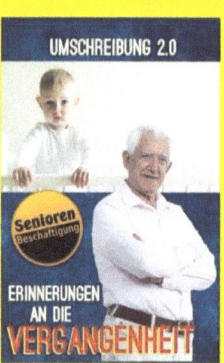 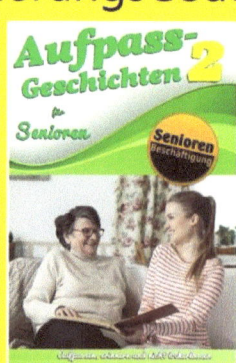 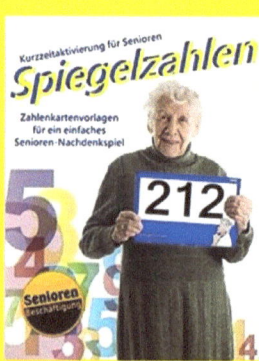
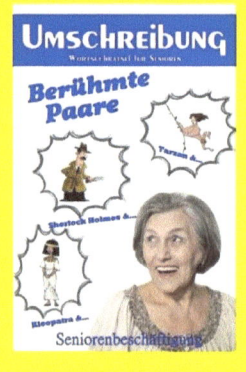 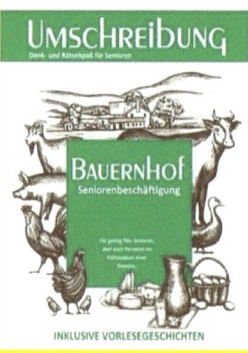 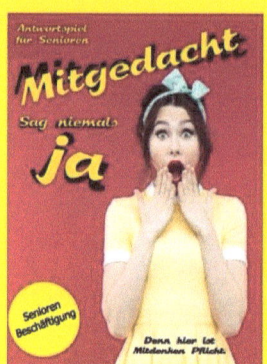 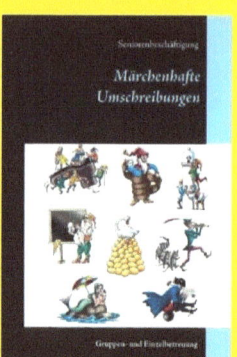

Das verfremdete Wort zum Thema: Sommer

SRANDT

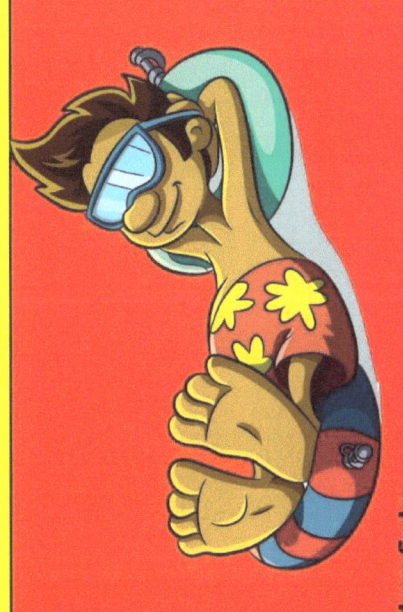

Buchstabensalat für Senioren

Ihre Aufgabe besteht nun darin, dass Ihre Bewohner versuchen sollten, das ursprüngliche Wort wiederzufinden

Das Ursprungswort

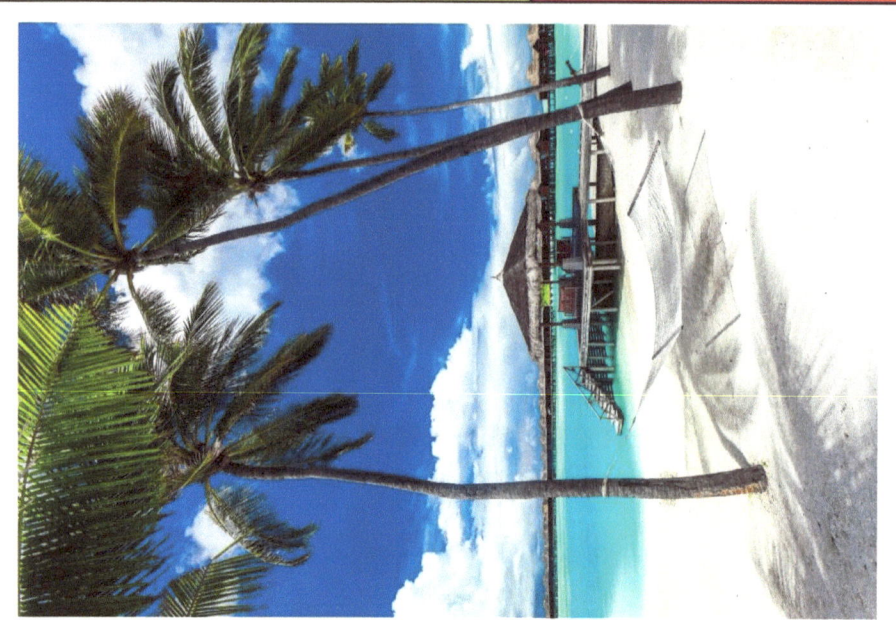

STRAND

SEITEE

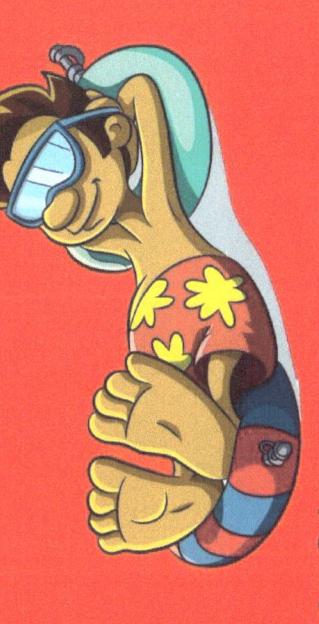

Buchstabensalat für Senioren
Ihre Aufgabe besteht nun darin, dass Ihre Bewohner versuchen sollen, das ursprüngliche Wort wiederzufinden

Das Ursprungswort

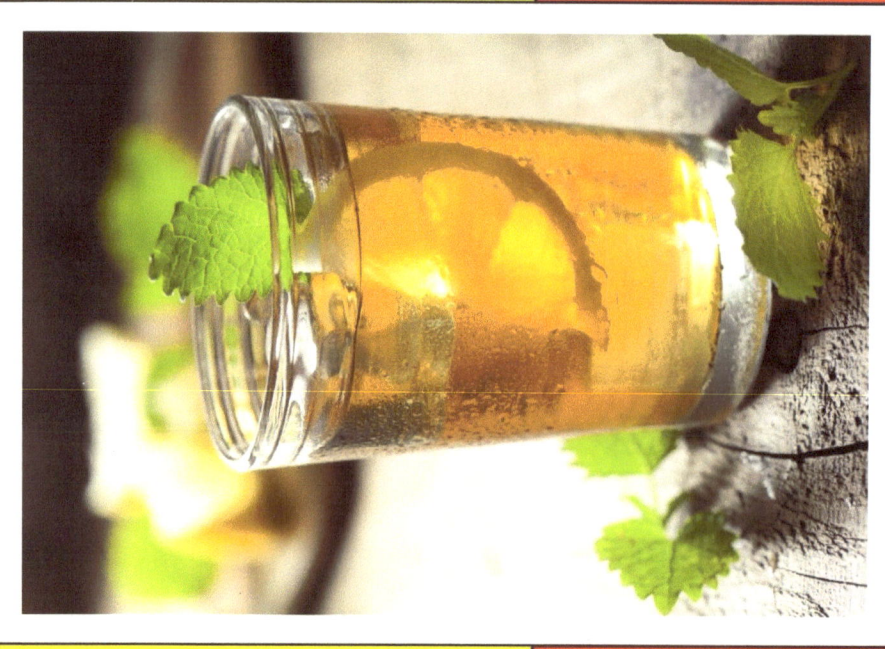

EISTEE

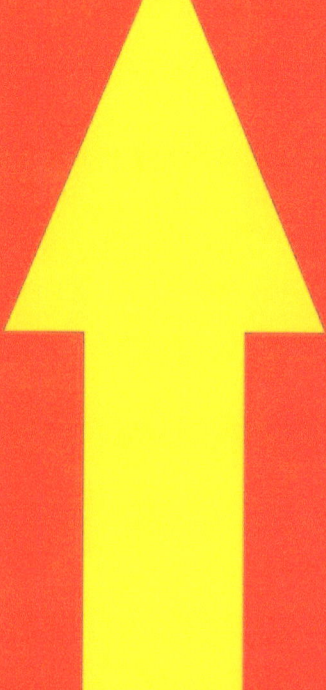

REIBAFD

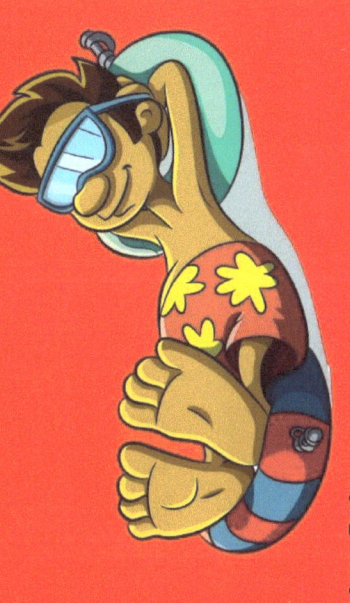

Buchstabensalat für Senioren

Ihre Aufgabe besteht nun darin, dass Ihre Bewohner versuchen sollen, das ursprüngliche Wort wiederzufinden

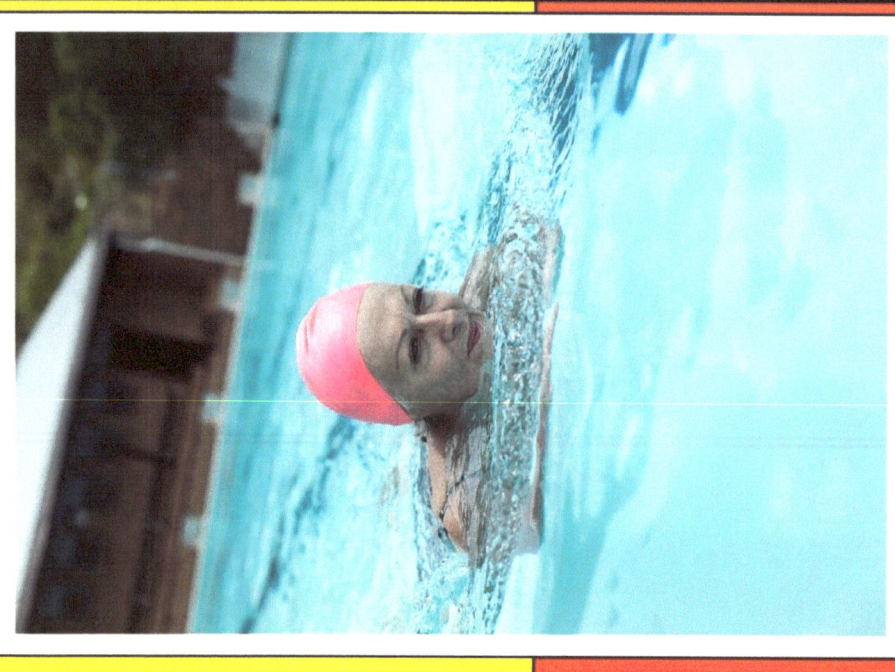

FREIBAD

ONNES

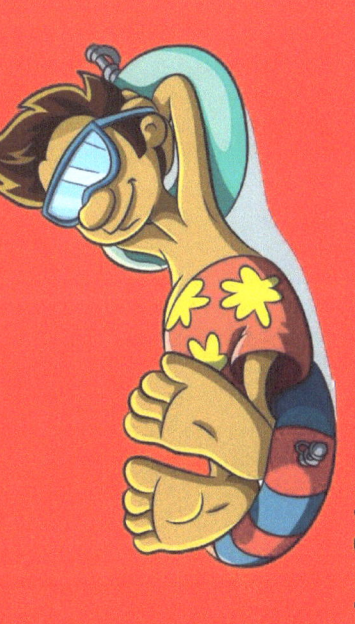

Buchstabensalat für Senioren

Ihre Aufgabe besteht nun darin, dass Ihre Bewohner versuchen sollen, das ursprüngliche Wort wiederzufinden

Das Ursprungswort

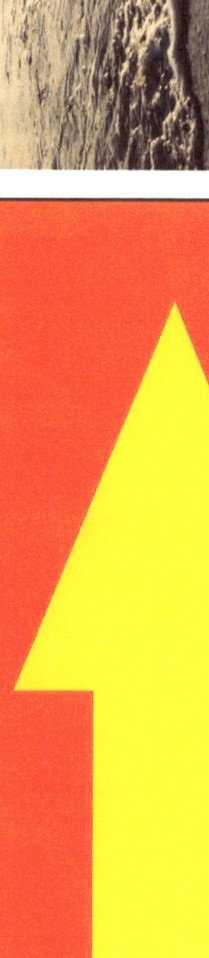

SONNE

COLCKTAI

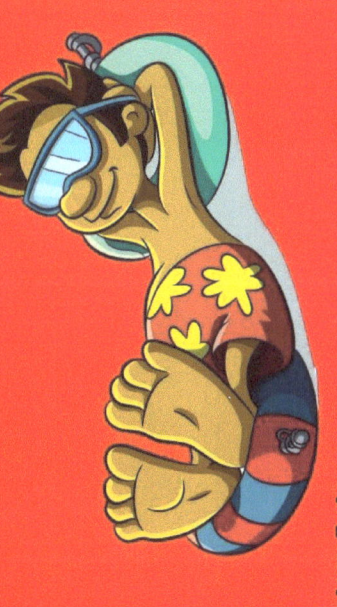

Buchstabensalat für Senioren

Ihre Aufgabe besteht nun darin, dass Ihre Bewohner versuchen sollen, das ursprüngliche Wort wiederzufinden

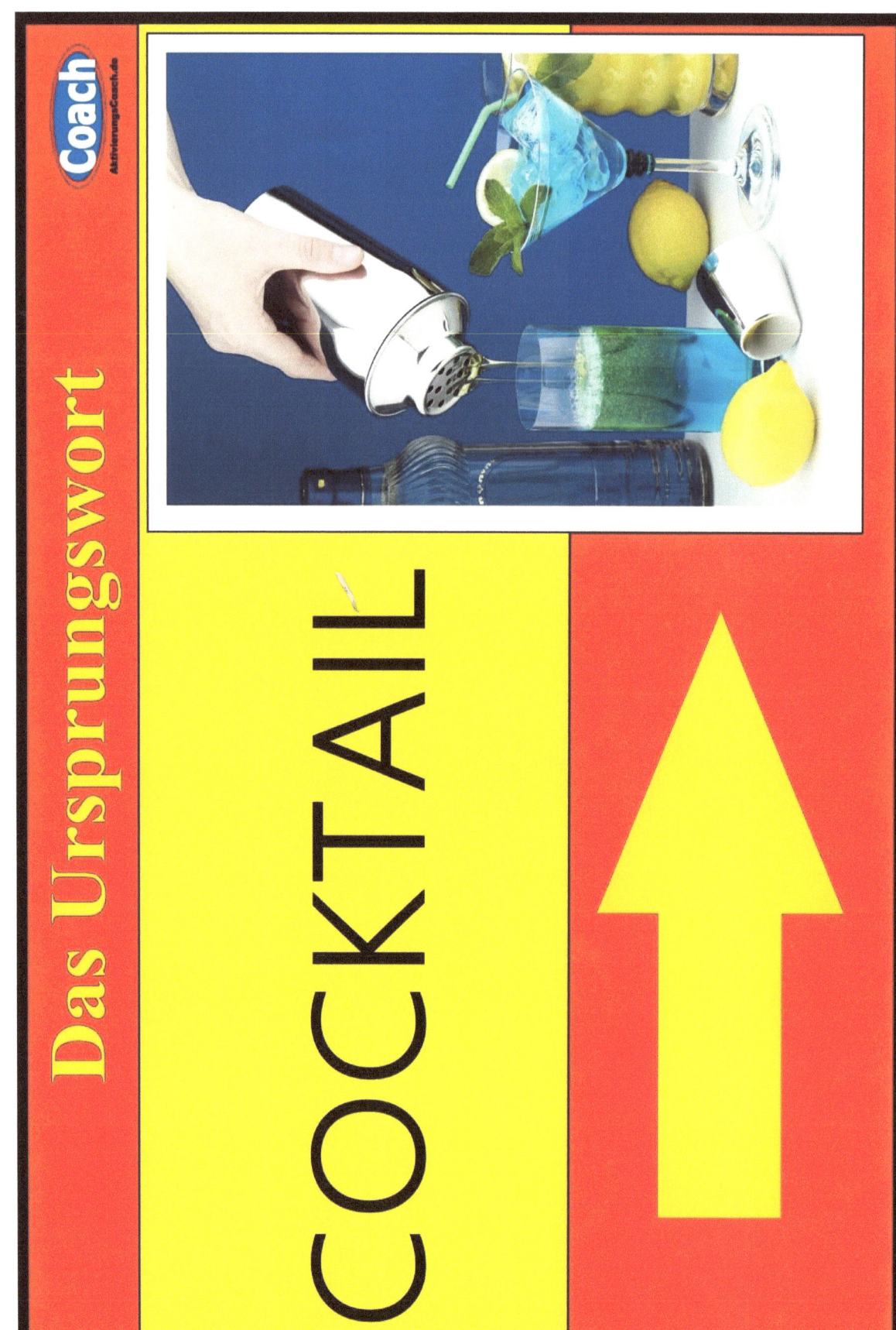

Das Ursprungswort

COCKTAIL

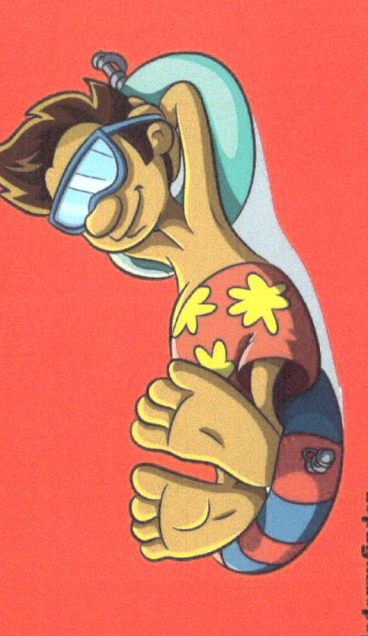

Das verfrendete Wort zum Thema: Sommer

RILLGFEST

Buchstabensalat für Senioren
Ihre Aufgabe besteht nun darin, dass Ihre Bewohner versuchen sollen, das ursprüngliche Wort wiederzufinden

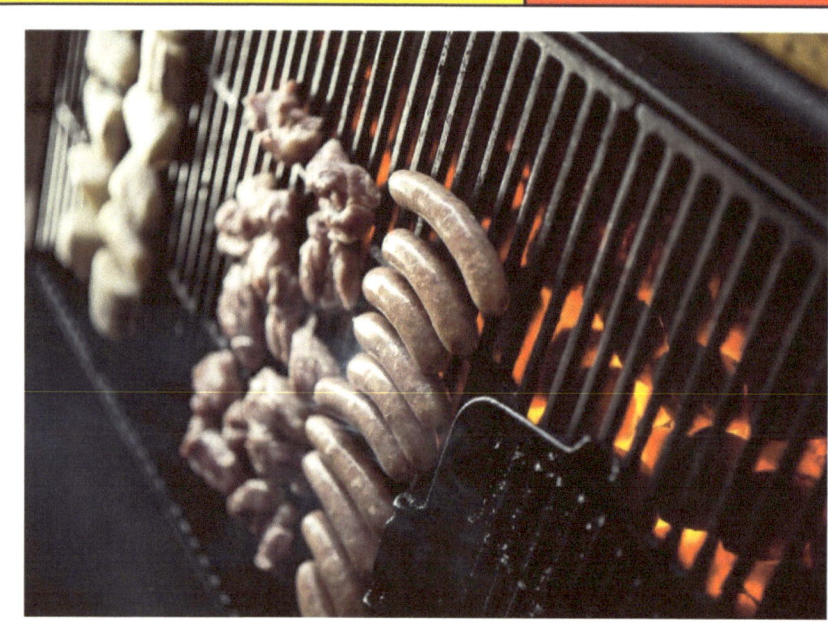

GRILLFEST

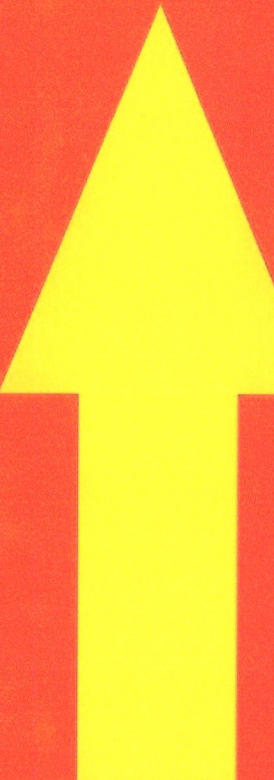

Das verfremdete Wort zum Thema: Sommer

EISIELDE

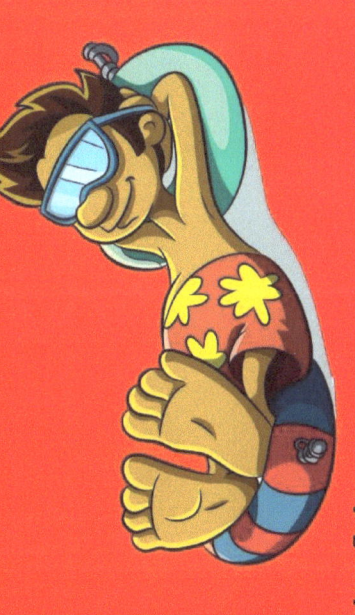

Buchstabensalat für Senioren

Ihre Aufgabe besteht nun darin, dass Ihre Bewohner versuchen sollen, das ursprüngliche Wort wiederzufinden

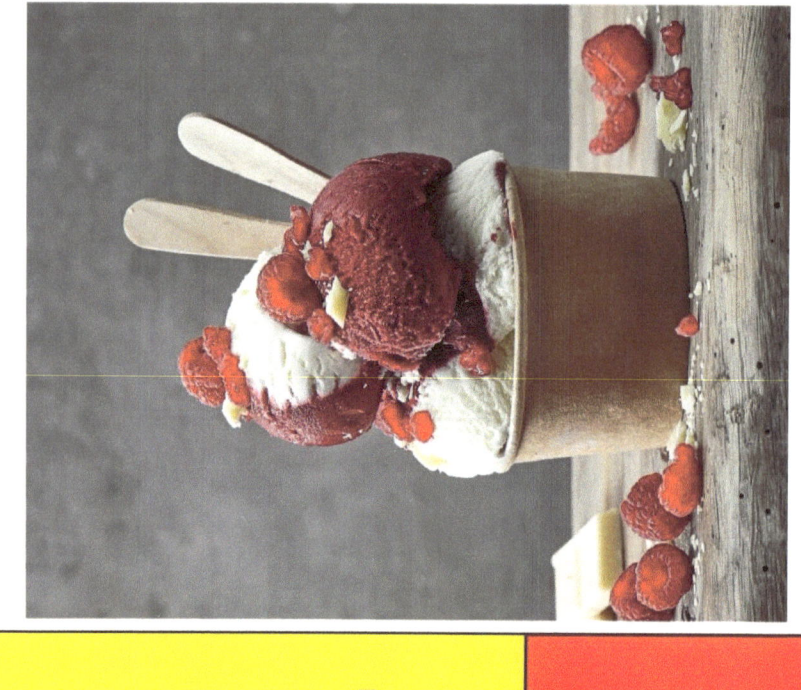

EISDIELE

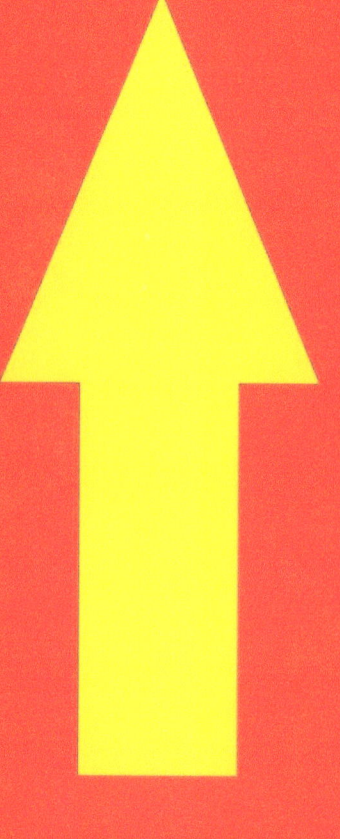

TROSHHUT

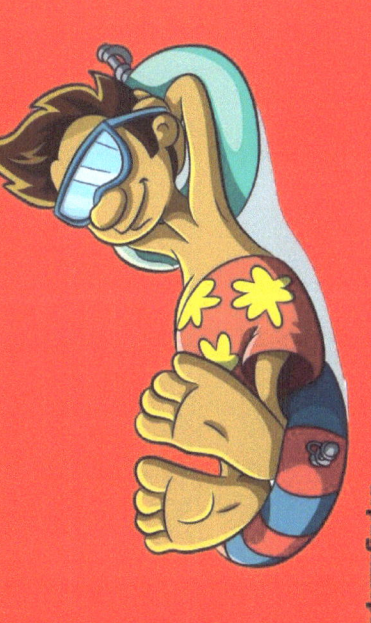

Buchstabensalat für Senioren

Ihre Aufgabe besteht nun darin, dass Ihre Bewohner versuchen sollen, das ursprüngliche Wort wiederzufinden

Das Ursprungswort

STROHHUT

IERGARBTEN

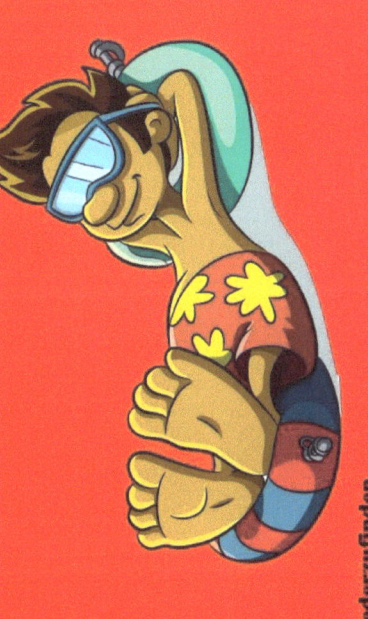

Buchstabensalat für Senioren

Ihre Aufgabe besteht nun darin, dass Ihre Bewohner versuchen sollen, das ursprüngliche Wort wiederzufinden

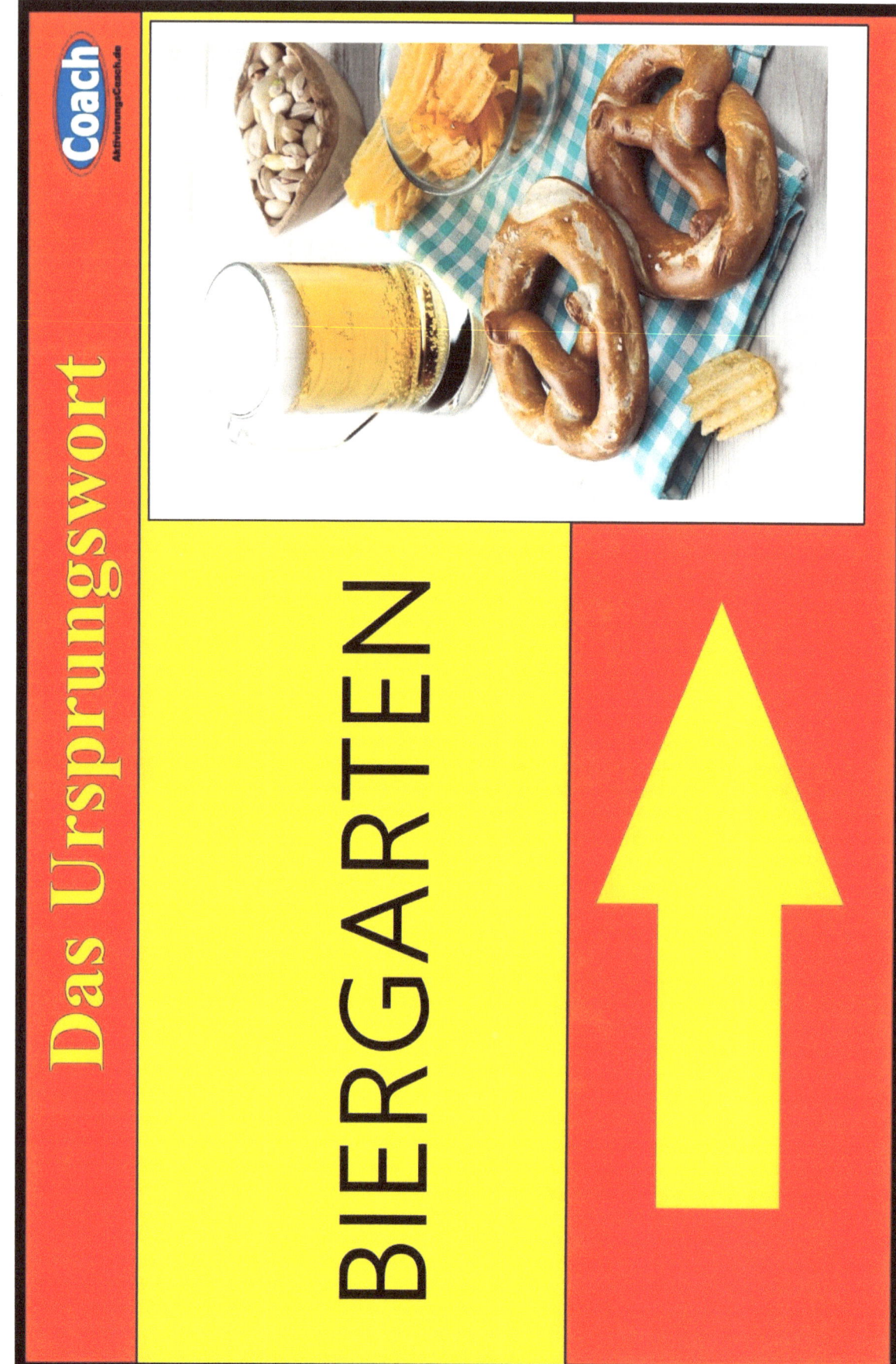

Das verfrendete Wort zum Thema: Sommer

VENTIALTOR

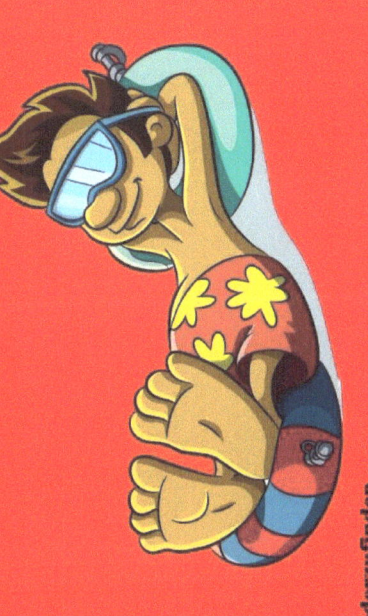

Buchstabensalat für Senioren

Ihre Aufgabe besteht nun darin, dass Ihre Bewohner versuchen sollen, das ursprüngliche Wort wiederzufinden

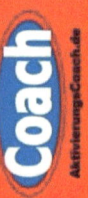

Das Ursprungswort

VENTILATOR

Das verfremdete Wort zum Thema: Sommer

KRISCHEN

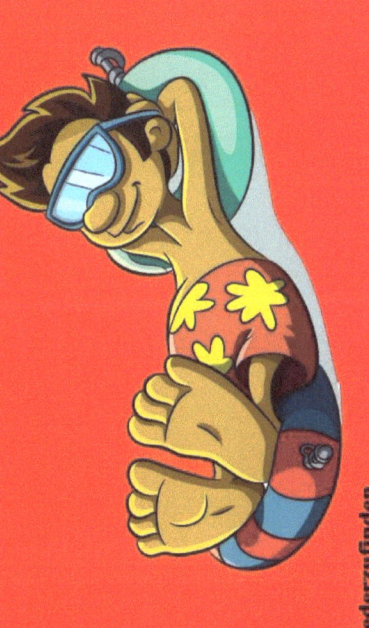

Buchstabensalat für Senioren

Ihre Aufgabe besteht nun darin, dass Ihre Bewohner versuchen sollen, das ursprüngliche Wort wiederzufinden

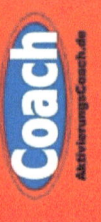

Das Ursprungswort

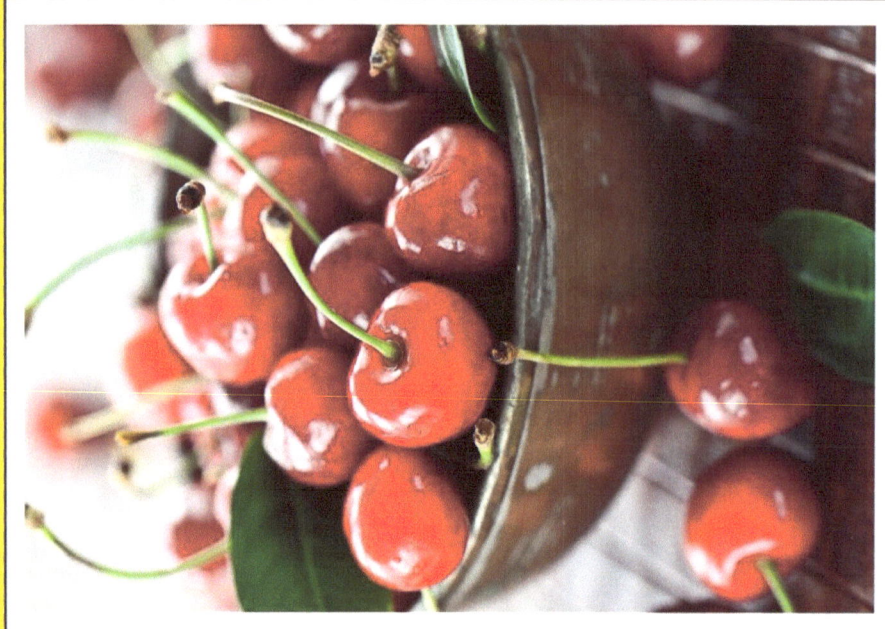

KIRSCHEN

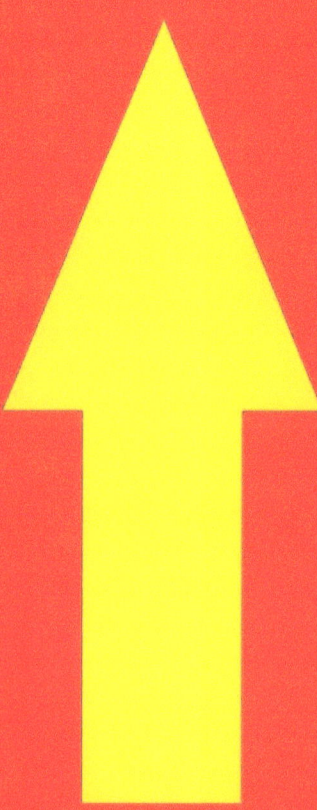

Das verfremdete Wort zum Thema: Sommer

ALLMORCA

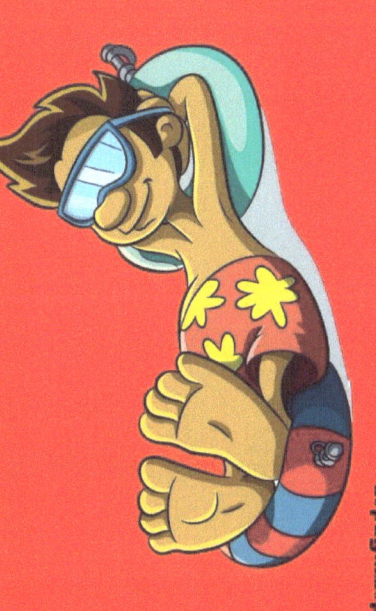

Buchstabensalat für Senioren

Ihre Aufgabe besteht nun darin, dass Ihre Bewohner versuchen sollen, das ursprüngliche Wort wiederzufinden

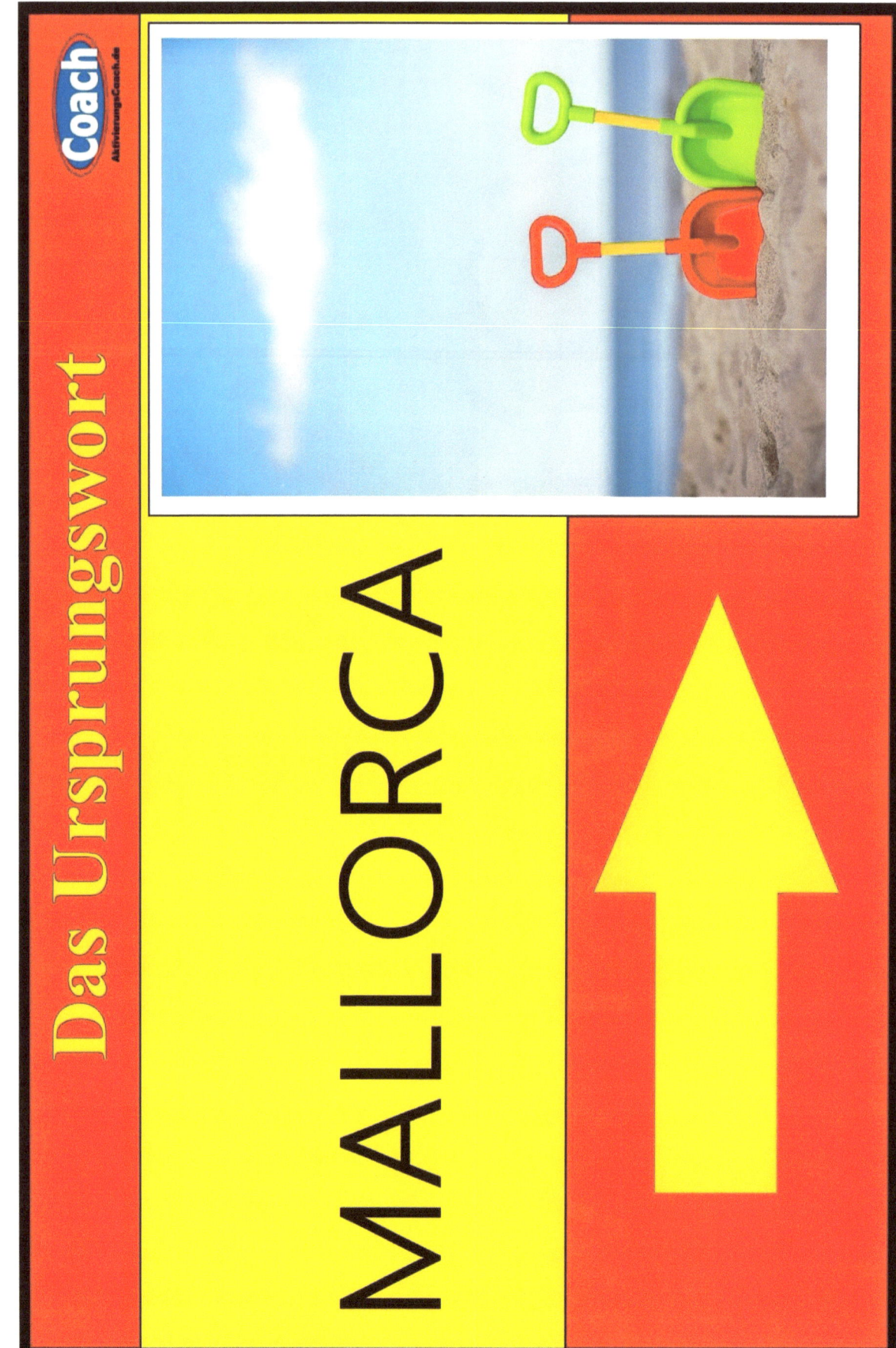

MALLORCA

Das verfremdete Wort zum Thema: Sommer

BHADEOSE

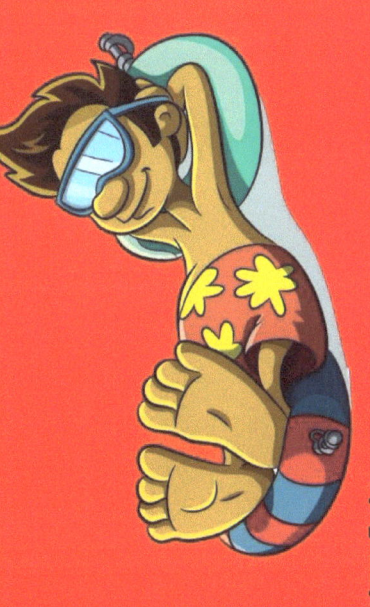

Buchstabensalat für Senioren

Ihre Aufgabe besteht nun darin, dass Ihre Bewohner versuchen sollen, das ursprüngliche Wort wiederzufinden

Das Ursprungswort

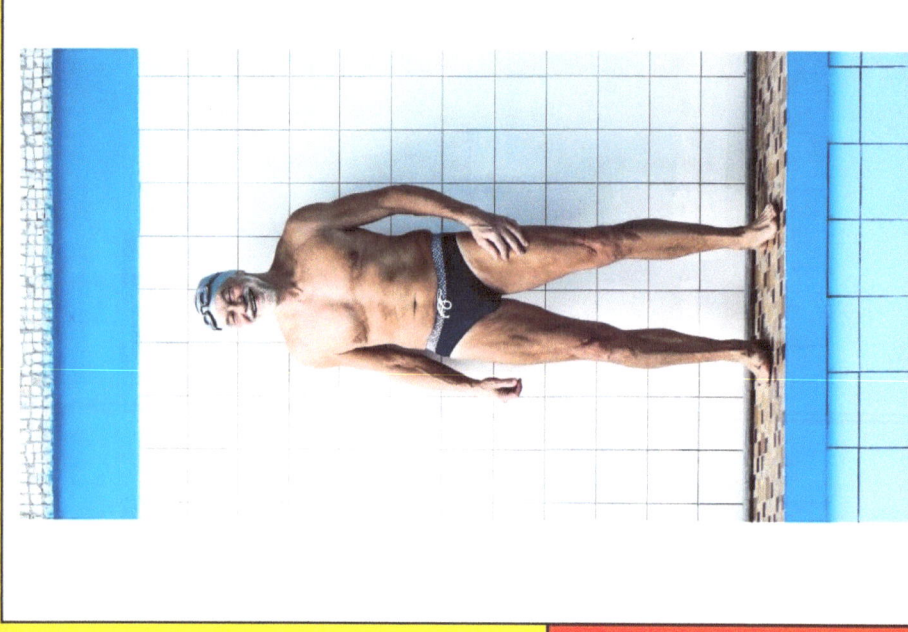

BADEHOSE

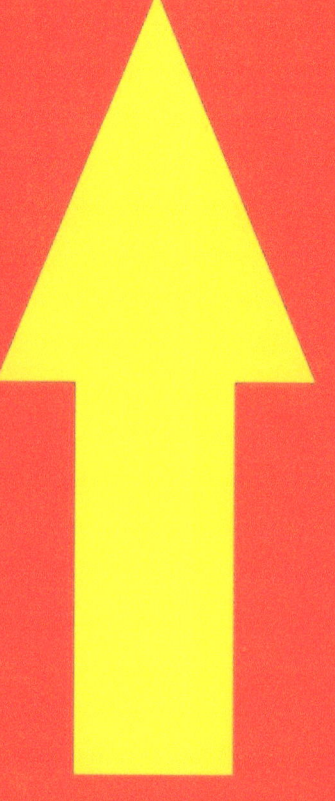

REMCE

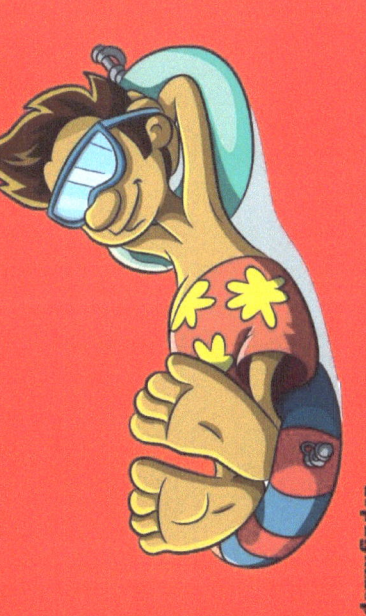

Buchstabensalat für Senioren

Ihre Aufgabe besteht nun darin, dass Ihre Bewohner versuchen sollen, das ursprüngliche Wort wiederzufinden

Das Ursprungswort

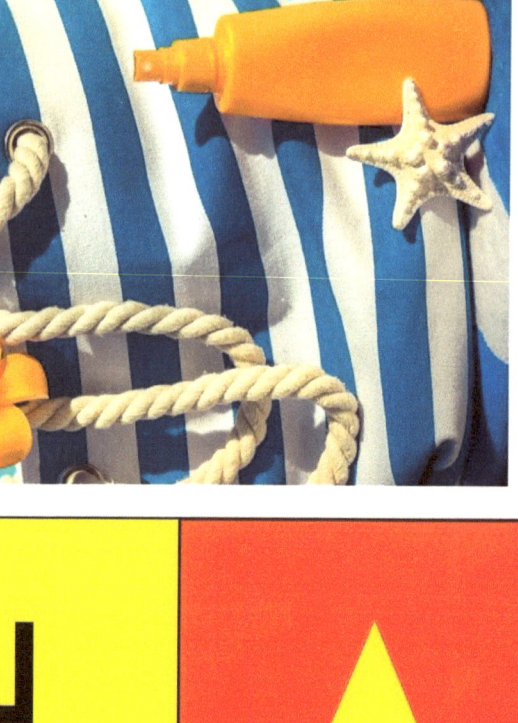

CREME

Das verfremdete Wort zum Thema: Sommer

IFEREN

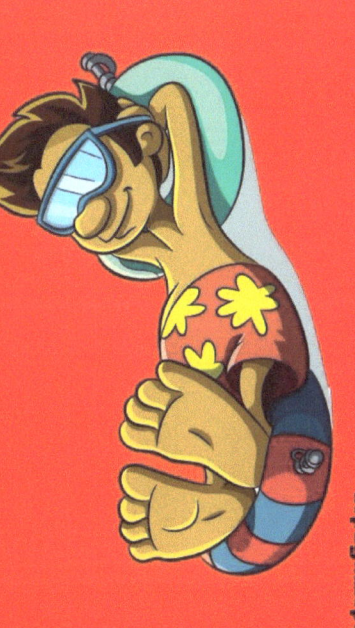

Buchstabensalat für Senioren
Ihre Aufgabe besteht nun darin, dass Ihre Bewohner versuchen sollen, das ursprüngliche Wort wiederzufinden

Das Ursprungswort

FERIEN

Das verfremdete Wort zum Thema: Sommer

ALDBBRAWND

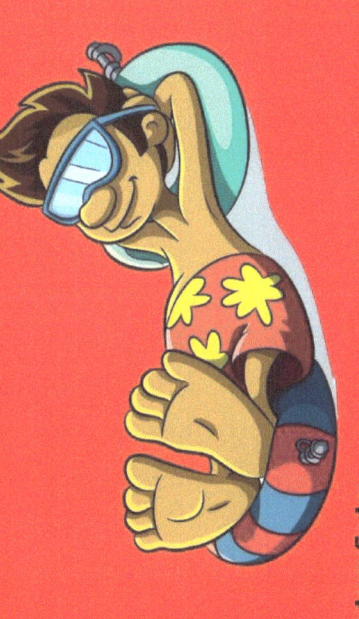

Buchstabensalat für Senioren

Ihre Aufgabe besteht nun darin, dass Ihre Bewohner versuchen sollen, das ursprüngliche Wort wiederzufinden

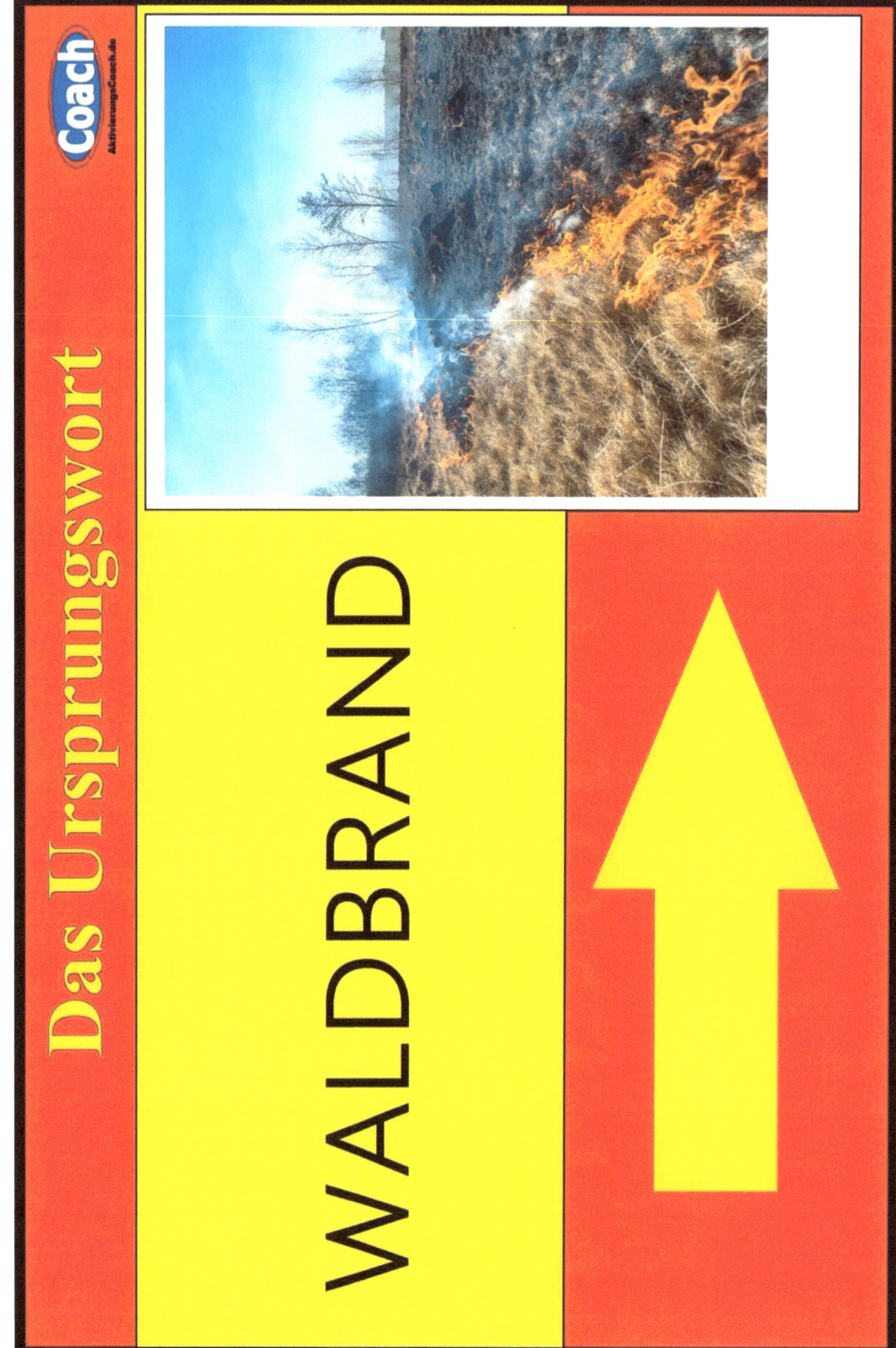

WALDBRAND

Das verfremdete Wort zum Thema: Sommer

USCHEMLN

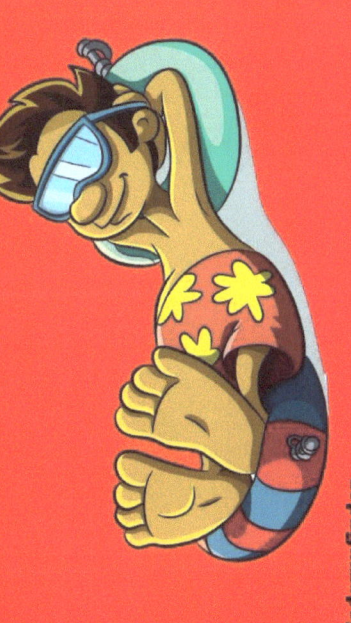

Buchstabensalat für Senioren

Ihre Aufgabe besteht nun darin, dass Ihre Bewohner versuchen sollen, das ursprüngliche Wort wiederzufinden

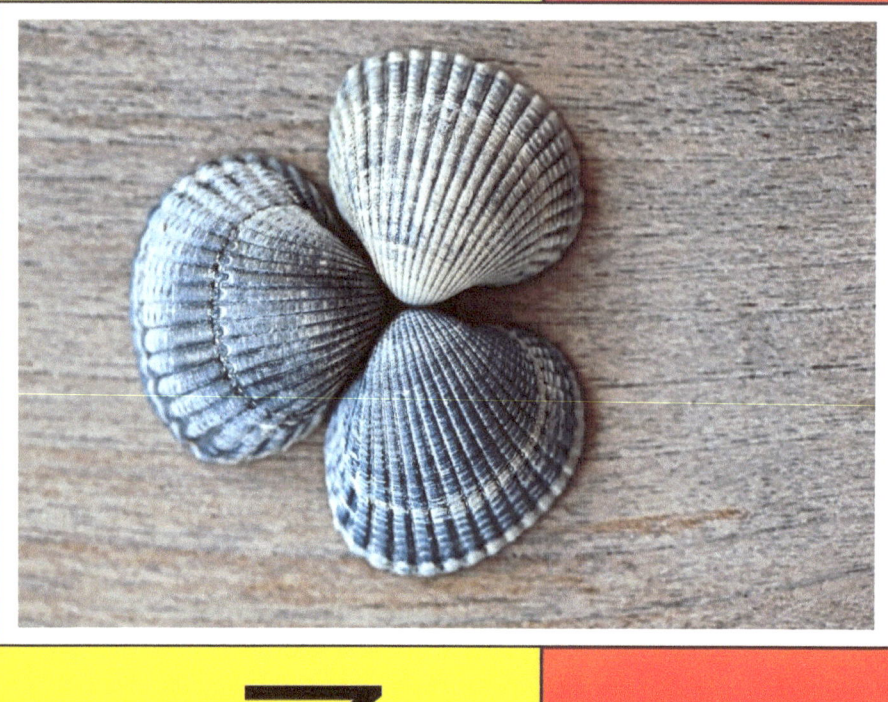

MUSCHELN

HÄNGEATTEM

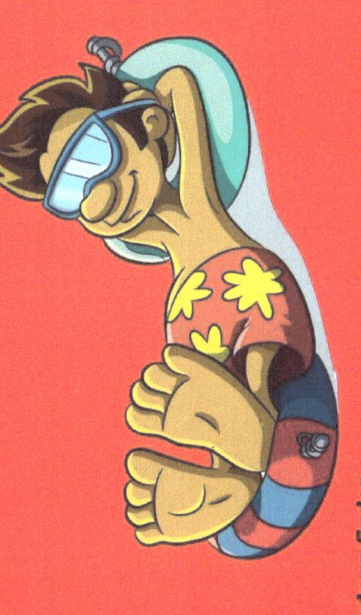

Buchstabensalat für Senioren
Ihre Aufgabe besteht nun darin, dass Ihre Bewohner versuchen sollen, das ursprüngliche Wort wiederzufinden

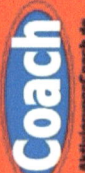

Coach
AktivierungsCoach.de

Das Ursprungswort

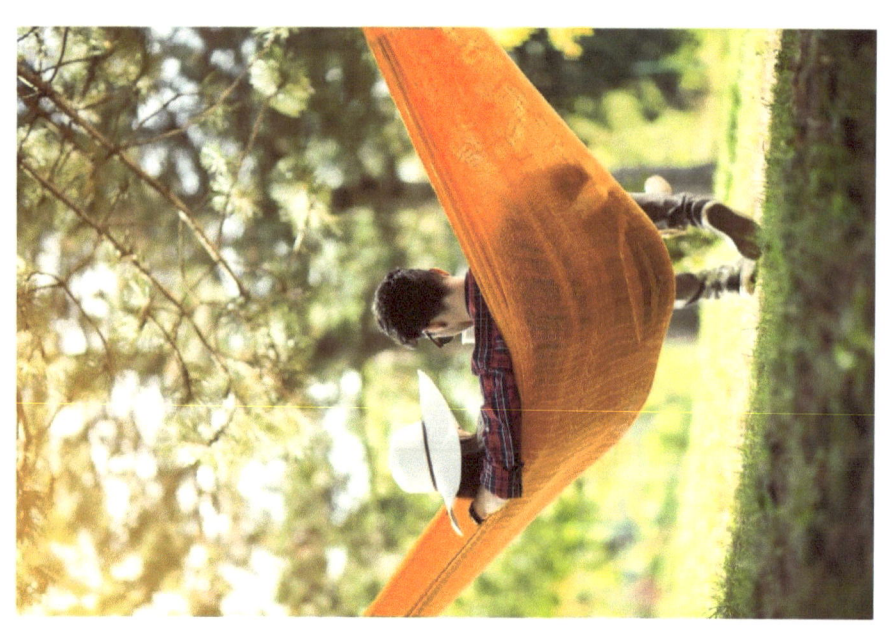

HÄNGEMATTE